BEI GRIN MACHT SICH IHR WISSEN BEZAHLT

Medikalisierung und Pathologisierung von Herz- und Hirntod. Spezifikation Transplantationsmedizin

Samira Kluge

GRIN ☺

Bibliografische Information der Deutschen Nationalbibliothek:

Die Deutsche Nationalbibliothek verzeichnet diese Publikation in der Deutschen Nationalbibliografie; detaillierte bibliografische Daten sind im Internet über http://dnb.d-nb.de abrufbar.

ISBN: 9783346570277
Dieses Buch ist auch als E-Book erhältlich.

© GRIN Publishing GmbH
Nymphenburger Straße 86
80636 München

Druck und Bindung: Books on Demand GmbH, Norderstedt Germany
Gedruckt auf säurefreiem Papier aus verantwortungsvollen Quellen

Das vorliegende Werk wurde sorgfältig erarbeitet. Dennoch übernehmen Autoren und Verlag für die Richtigkeit von Angaben, Hinweisen, Links und Ratschlägen sowie eventuelle Druckfehler keine Haftung.

Das Buch bei GRIN: https://www.grin.com/document/1152634

Leistungsnachweis zum Thema:

„Die Medikalisierung des Todes, mit der Spezifikation auf die Hirntoddefinition, sowie die Transplantationsmedizin"

Modul:

BASA08b1 – Krisen der Lebensführung I,

im 3. Fachsemester WiSe 2019/ 2020

Abgabedatum: 19.12.2019

Inhaltsangabe

1. Vorwort

Medikalisierung bezeichnet einen weitläufigen gesellschaftlichen Veränderungsprozess, durch den als zuvor alltägliche und normative Prozesse im Leben eines Menschen nun in den Tätigkeits- und somit auch im Verlauf den Handlungsbereich der Medizin übergehen. Kurz gefasst bedeutet dies, dass besonders Ärzte aber auch die Pharmaindustrie dabei ein Monopol im jeweiligen Tätigkeitsbereich erhalten (vgl. Schneider/ Strauß, Psychotherapeut Ausgabe 3/ 2013).

Dabei fallen mit zunehmender Häufigkeit die den Anfang des Lebens betreffenden Prozesse, wie die Geburtenregulierung- und Planung, sowie die des Ende des Lebens betreffenden Prozesse, ergo das Sterben mit dem anschließenden Tod des Individuums, in den medizinischen Fachbereich. Dadurch wird versucht diese eigentlich natürlichen, dennoch in gewisser Weise unberechenbaren Vorgänge, nun transparenter und somit wenn möglich auch teilweise steuerbar zu machen (vgl. Birnbacher, 2012, Seite 19). Die Grenzen des Lebens und somit auch des Todes werden faktisch neu definiert, damit aber auch in gewisser Weise undeutlich gemacht (vgl. Manzei, 1998, Seite 14).

Im Diskurs des Todes wird dieser Prozess nicht nur besonders deutlich, sondern auch sehr vielschichtig, weshalb in folgender Ausarbeitung die „Medikalisierung des Todes" erläutert werden soll.

Früher war der Tod ein relativ normales Ereignis, so geschah dieser meistens plötzlich und wurde selten weiter hinterfragt, da tödliche Krankheiten und Unfälle bei einem Großteil der Gesellschaft ein tägliches Risiko waren, wodurch die menschliche Lebenserwartung nur halb so hoch angesetzt war, wie sie heute ist (vgl. Thieme, 2018, Seite 113 f.). Heute hingegen sieht dies recht deutlich anders aus, so ist der Tod zwar nach wie vor das unumgängliche Ende eines jeden Lebewesens, dies hindert die Medizin und Pharmaindustrie jedoch nicht daran diesen mit allen Mitteln zu bekämpfen und dadurch möglichst lange hinauszuzögern. Einerseits wird der Tod durch die gestiegene allgemeine Lebenserwartung biologisch gesehen „automatisch" hinausgezögert, was durch die allgemein bessere Gesundheit durch gestiegene medizinische Kenntnisse und daraus resultierend verbesserten Behandlungen gewährleistet wird. Andererseits spielen jedoch auch technische Hilfsmittel im Rahmen der Intensivmedizin eine enorme Rolle, die als lebenserhaltende Maßnahmen aber auch wiederherstellende Maßnahmen des Lebens dienen. Auf diese werden im späteren Verlauf der Ausarbeitung noch einmal näher eingegangen. In diesem Rahmen wird die Medikalisierung zudem deutlich, wenn man die Institutionalisierung des Todes näher betrachtet, so sterben Menschen statistisch gesehen ungeachtet ihres Alters zunehmend in einer medizinischen Institution, wie beispielsweise einem Krankenhaus (vgl. Thieme, 2018, Seite 60). Zusätzlich gibt es nun konkrete medizinische Institutionen, die sogenannten Hospize, die als kleinere stationäre Einrichtungen für unheilbar kranke Menschen dienen, in denen diesen der Sterbeprozess erleichtert werden soll. Es gibt also auch Umschwünge der Medizin, in denen es nicht mehr darum geht den Tod hinauszuzögern, sondern diesen zu erleichtern, wie zum Beispiel neben der Institutionalisierung, in der Sterbebegleitung, die Menschen seelisch aber auch weiterhin medizinisch auf ihrem letzten Weg begleiten soll. Aber auch das Konzept der Sterbehilfe, die Menschen Mittels Medikamenten unterstützen soll ihren Sterbeprozess aus individuellen Gründen zu beschleunigen und damit ihren Tod zu erzielen, fällt in diesen Rahmen der Medikalisierung (vgl. Hoffmann, 2011, Seite 30).

Doch obwohl all diese Themen aktuell eine zunehmende gesellschaftliche Relevanz darstellen und die Vielschichtigkeit der Medikalisierung des Todes verdeutlichen, kann auf den Großteil davon nicht näher eingegangen werden, da dies den Rahmen dieser Ausarbeitung sprengen würde.

Vielmehr soll einer der sicherlich gravierendsten medizinischen Eingriffe in das (eigentliche) menschliche Leben, mit folgendem verscheiden dieses dargestellt werden – die Diagnose des Hirntodes, mit anschließender Organexplantation. So wird hier eine deutliche Machtstellung der Medizin deutlich und zeigt wie diese nicht nur Leben rettet, sondern diese auch durchaus bewusst nehmen kann.

(Anmerkung: In der folgenden Ausarbeitung wird zur besseren Lesbarkeit des Textes lediglich die männliche Schreibweise der Begrifflichkeiten verwendet. Dies soll in keiner Weise andere Geschlechterzugehörigkeiten diskriminieren, geschweige denn diese ausgrenzen. Selbstverständlich ist dies eine Thematik, die uns alle betrifft.)

2. Der Tod und dessen Feststellung im Medikalisierungsprozess

Um ein besseres Verständnis für die folgenden Themenpunkte zu erhalten, müssen wir uns zuerst mit der Frage beschäftigen, was der Tod grob betrachtet ist und welche Bedeutung dieser für uns hat.

Wenn wir den Tod als Überbegriff nehmen, müssen wir diesen wiederrum in zwei Unterbegriffe gliedern, so gibt es zum einen den klinischen Tod und zum anderen den biologischen Tod, der für unsere Thematik eher weniger relevant ist. Vom klinischen Tod sprechen wir in der Regel, wenn wir uns mit dem Prozess des Sterbens beschäftigen, der klinisch diagnostiziert wird. Dabei erleiden Herz und Lunge auf einer vielfältig möglichen Basis einen Funktionsausfall, der mit dem Versagen der restlichen Organe endet (vgl. Großes Lexikon der Bestattungs- und Friedhofskultur, 2010, Seite 215 ff.). Werden jedoch rechtzeitig lebenserhaltende Maßnahmen durchgeführt, beispielsweise durch Reanimation und Beatmung, kann der klinische Tod abgewendet werden und wird eben dann medizinisch behandelt. Zudem muss der klinische Tod wiederrum unterteilt werden, so gibt es diesbezüglich vier gängige Todeskonzeptionen: der *„Herz-Kreislauf-Tod, der Ganzhirntod[1], der Hirnstammtod (England[2]), der neokortikale Tod (Ausfall des Großhirns)"* (zit. Bergmann, 2004, Seite 288).

Beim biologischen Tod hingegen, ist dieser bereits so weit vorangeschritten, dass das Leben nicht wiederhergestellt werden kann. Dies liegt daran, dass der biologische Tod zugleich den biologischen Verfall des Organismus bedeutet, es also bereits deutliche körperliche Todeszeichen, wie zum Beispiel Leichenflecken oder die Leichenstarre gibt (vgl. Lindemann, 2003, Seite 60).

In der Feststellung des Todes werden Prozesse der Medikalisierung in wie folgt erkennbar: Früher wurde der Tod oftmals durch medizinische Laien festgestellt oder zumindest als solcher gedeutet, was jedoch meistens nur bei wohlhabenderen Gesellschaftsmitgliedern getan wurde. Aus diesem Grund bestand bis zur Mitte des 19. Jahrhunderts eine recht große Unsicherheit ab wann jemand tatsächlich tot war, da die Angst davor lebendig begraben zu werden ständig präsent war. Nach diesem Umbruch des 19. Jahrhunderts begannen nun unterschiedliche Gesellschaftsschichten diese schwere Entscheidung der Todesfeststellung vermehrt Ärzten anzuvertrauen, da diese über nötiges Fachwissen verfügten und man somit den Druck von sich selbst lösen

---

[1] Der Ganzhirntod beinhaltet den Tod des Groß- und Kleinhirns, sowie des Hirnstammes.
[2] Dies ist die gängige Konzeption in England.

konnte. So entsteht Anfang des 20. Jahrhunderts das Bestattungsgesetz[3] auf dieser Basis das besagt, dass jeder Tote von einem Arzt persönlich untersucht und als tot diagnostiziert werden muss, woraufhin dieser erst einen Totenschein ausstellen darf (vgl. Lindemann, 2003, Seite 52 f.). Der Tod muss also erst urkundlich bescheinigt werden, damit der Verstorbene aktenkundig aufgenommen werden kann, also eine Sterbeurkunde ausgestellt werden darf, um ihn aus dem Melderegister der Kommune zu streichen und ihn letztlich in eine Bevölkerungsstatistik aufzunehmen, die die jährlichen Tode darstellt (vgl. Thieme, 2018, Seite 31). Nach dem Tod erlischt also nicht einfach nur jeglicher Datenschutz, der erst Verstorbene wird zudem in gewisser Weise entmenschlicht und wird vom Menschen zur Zahl reduziert.

Doch wie bereits im Vorwort erwähnt haben Ärzte nun nicht nur die offizielle Position den Tod diagnostisch festzustellen, sondern entscheiden auch ganz konkret über diesen, wie bei der Hirntoddefinition deutlich wird. Die Mediziner erhalten also ein *„Monopol in der Todesfeststellung"* (zit. Lindemann, 2003, Seite 53).

3. Differenzierung von Herz- und Hirntod

Von den oben genannten Todeskonzeptionen sollen nun der Herztod und der Ganzhirntod näher beschrieben werden, da diese gesellschaftlich aber eben vor allem medizinisch die gängigen Konzeptionen in Deutschland sind. Dabei sollen eine kurze kulturelle Bedeutung der jeweiligen Organe und deren Funktion dargestellt werden, da diese in Bezug auf die Ethik von großer Bedeutung sind, bevor wir zu deren Todesfeststellung übergehen und diese im Rahmen der Medikalisierung thematisieren.

3.1 Der Herz-Kreislauf Tod

Neben seiner biologischen Funktion als eines der lebenswichtigen Organe des menschlichen Organismus trägt das Herz auch im kulturellen Sinne eine bedeutsame Rolle, wodurch es einen hohen Stellenwert in unserer heutigen Gesellschaft trägt. Doch sei es biologisch betrachtet oder auch symbolisch, das Herz steht in jedem Sinn vor allem für eines – Das Leben.

---

[3] Diese variieren von Bundesland zu Bundesland. In der Verordnung für Rheinland-Pfalz werden die Totenscheine in §4 BestattG geregelt (vgl. Rheinland-Pfalz Ministerium für Justiz, Landesverordnung zur Durchführung des Bestattungsgesetzes, 1983, §4).

Biologisch betrachtet beginnt mit den ersten Herzschlägen im Uterus das menschliche Leben, während dieses mit den letzten Schlägen des Herz wieder erlischt. Symbolisch gesehen wird dadurch eine Verbindung zwischen Körper und Seele hergestellt, so reagiert das Herz in Form von Schlägen auf seelische Aspekte, also die Gefühle, die das Individuum gerade empfindet. Dadurch zählt das Herz aber nicht nur als Träger oder auch Sitz der Gefühle, sondern auch besonders als Symbol der Liebe und Sitz der menschlichen Seele (vgl. Bergmann, 2004, Seite 294).

Wenn wir nun wieder auf die rein biologischen Aspekte zurückgehen gilt zu beachten, dass der Herz-Kreislauf-Stillstand als häufigste interne Störung des Organismus zählt, die mit dem klinischen Tod des Betroffenen endet. In der Regel geht man daher auch im erweiterten Sinne, wenn keine erfolgreiche Reanimation einhergeht, vom Herz-Kreislauf-Stillstand als „endgültigen Todeszeitpunkt" aus (vgl. Großes Lexikon der Bestattungs- und Friedhofskultur, 2010, Seite 215 ff.).

Den Tod durch eine Herzmassage sozusagen zu „therapieren" (vgl. Lindemann, 2003, Seite 69), wäre vor dem 20. Jahrhundert gesellschaftlich noch deutlich unbekannter gewesen, während es heute zu den Standardübungen in Erste-Hilfe-Kursen zählt und teilweise bereits in Grundschulen geübt wird. Zwar bietet dies eine beeindruckende Möglichkeit vom Tod zurückzukehren, dadurch aber auch in manchen Fällen enorme Konsequenzen, wie beispielsweise den nun eingetretenen Hirntod des vorherigen Herztoten.

3.2 Der Hirntod

Auch hier möchte ich zuerst die kulturellen Bedeutungen des Gehirns kurz anmerken, so wird dieses gesellschaftlich, sowie biologisch als Sitz des Gedächtnisses, sowie des Verstandes und dem menschlichen Bewusstseins verstanden. Es steht also im allgemeinen als Zentrum des menschlichen Wissens und dessen Persönlichkeit[4] dar.
Der Hirntod und dessen Diagnose ist von daher insofern ein schwieriges und komplexes Thema, da durch den Funktionsausfall des Gehirns angeblich die Persönlichkeit, also die sogenannte „Person" eines Menschen erlischt, während sein Körper eventuell weiterhin voll intakt ist (vgl. Bergmann, 2004, Seite 278/ Seite 288). Diese Trennung zwischen dem Individuum des Menschen und seinem Organismus, um das eine als tot definieren zu können, obwohl das andere noch eindeutig lebendig ist, ist dabei insofern ein

---

[4] Hier merkt Bergmann an, dass dies jedoch auf einem widerlegten Menschenbild basiere, so kämen diese Faktoren durch ein *„Zusammenwirken vieler Körper- und Hirnzonen zustande"* also nicht nur das Gehirn (zit. Bergmann, 2004, Seite 288).

Medikalisierungsprozess, da diese Trennung vor der Entwicklung der Hirntoddefinition nicht von Bedeutung war. Ein Mensch verstarb bis dahin nämlich immer auf die gleiche Weise, und zwar als Einheit.

Um ein besseres Verständnis für die Problematik zu bekommen und zu klären, was der Hirntod überhaupt ist, folgt die offizielle Hirntoddefinition der deutschen Bundesärztekammer vom Jahre 1997.

„Der Hirntod wird definiert als Zustand des irreversiblen Erloschenseins aller Funktionen des Groß- und Kleinhirns, sowie des Hirnstammes (Ausfall der gesamten Hirnfunktionen) bei einer durch kontrollierte Beatmung noch aufrechterhaltenen Herz- und Kreislauffunktion" (zit. Bekanntmachung der Bundesärztekammer, 1997, Seite 1).

Es entsteht also ein vollständiger und nicht behebbarer Ausfall sämtlicher Gehirnfunktionen, wobei der restliche Organismus intensivmedizinisch weiterhin aufrechterhalten wird. Das Herz des Patienten schlägt also regelmäßig weiter, die Lunge versorgt den Körper weiterhin mit Sauerstoff, wodurch nach außen hin auch ein deutliches Leben durch heben und senken des Brustkorbs signalisiert wird und auch die Temperaturregulation des Körpers ist noch funktionsfähig, wodurch dieser sich weiterhin wie ein Lebender anfühlt. Und auch sonst erscheint der vermeintlich Tote lebendig, so muss dieser weiterhin ernährt und gepflegt werden, da auch Magen- und Darmtrakt weiterhin funktionieren (vgl. Bergmann, 2004, Seite 277 f.). Bei schwangeren Hirntoten ist es sogar noch möglich, dass das Kind im Uterus weiterhin wächst[5] und eventuell auch zur Welt kommt.

Jedoch ist nicht jeder Hirntod gleich, so kann dieser wiederrum in zwei Ursachen untergliedert werden:

1. Primäre Hirnschädigungen betreffen das Gehirn intern, zum Beispiel durch Hirnblutungen oder schwere Schädel-Hirn-Traumata. Dabei wird der Druck im Gehirn so hoch, dass es sich ausdehnt beziehungsweise verschiebt und dadurch die Hirndurchblutung unterbrochen wird. Da diese Schädigung viele Ursachen haben kann, kann die tatsächliche meistens nicht schnell genug diagnostiziert und daher auch nicht schnell genug oder überhaupt nicht behandelt werden. Aus

---

[5] Manzei nennt dies eine *„absurde Vorstellung"*, zu glauben eine tote Schwangere, die schließlich auch tot genug für eine Organspende oder das Abschalten der lebenserhaltenden Maschinen wäre, wäre tatsächlich tot, wenn sie doch noch körperlich dazu in der Lage ist einen lebenden Fötus in sich zu tragen und zu versorgen (vgl. Manzei, 1997, Seite 13).

diesem Grund ist das Gehirn zu lange ohne Sauerstoff- und Blutzufuhr, weshalb es irreversibel geschädigt ist. Der Hirntod ist nicht mehr abzuwenden.

2. Sekundäre Hirnschädigungen betreffen das Gehirn nur indirekt, zum Beispiel durch einen Herzstillstand. Dabei wird das Hirngewebe aufgrund einer Stoffwechselstörung für längere Zeit nicht mehr ausreichend mit Sauerstoff versorgt, wodurch langsam Nervenzellen absterben. Wenn die Ursache jedoch rechtzeitig bemerkt wird und durch eine Reanimation oder eine künstlich herbeigeführte Hypothermie behandelt wird, können die Nervenzellen sich wieder erholen. Der Hirntod kann erfolgreich abgewendet werden.

(vgl. Oduncu, 1998, Seite 43)

Eine korrekte Diagnose spielt also zum einen eine wichtige Rolle, da sie dafür entscheidend ist ob der Patient überlebt und welche Schäden er davonträgt und zum anderen, da sie eine große Bedeutung für die Transplantationsmedizin darstellt. Untersuchungen erfolgen daher von einem umfassenden Kollektiv aus verschiedenen medizinischen Spezialisten wie Toxikologen, Radiologen, Neurologen, Intensivpflegern, MTAs und speziellen Hirntoddiagnostikern. Um eine zuverlässige Diagnostik zu gewährleisten sind an der konkreten Diagnose nun eben diese zwei Hirntoddiagnostiker beteiligt, die entweder Neurologe, Neurochirurg oder Anästhesist sind, die den Patienten unabhängig voneinander nach festgelegten Kriterien untersuchen (vgl. Bergmann, 2004, Seite 305).

Die Hirntoddiagnose besteht dabei aus drei wesentlichen Punkten:

1. Es besteht nachweisbar eine primäre oder sekundäre Hirnschädigung und es ist ausgeschlossen, dass lediglich eine geringere Ursache, wie beispielsweise Medikamenten-Intoxikation oder ein Koma infolge einer Krankheit besteht, die diese Schädigung nur vortäuscht.

2. Die drei bedeutendsten klinischen Symptome wie ein Koma, die Hirnstamm-Areflexie und der Ausfall der Spontanatmung sind alle vorhanden. Dabei können noch ergänzende Untersuchung wie das Null-Linien-EEG oder verschiedene Reflexe der Augen getestet werden, welche jedoch nur bei der primären Hirnschädigung durchgeführt werden und die Primäruntersuchungen nicht ersetzen.

3. Es muss nachgewiesen werden, dass die Hirnfunktionen irreversibel erloschen sind. Bei Erwachsenen mit primärer Hirnschädigung müssen also nach

mindestens zwölf Stunden noch einmal die klinischen Ausfallfunktionen nachgewiesen werden, bei einem Erwachsenen mit sekundärer Hirnschädigung nach mindestens drei Tagen.

(vgl. Bekanntmachung der Bundesärztekammer, 1997, Seite 2 f.).

Hier anzumerken wäre zudem, dass sich der zweite Punkt der Diagnostik im Jahre 1963 durch den Neurochirurgen Wilhelm Tönnis und Reinhold A. Frowein, die erstmals Kriterien für den intensivmedizinischen Behandlungsabbruch bei hirnverletzten Komapatienten festlegten, stark beeinflusst wurde. Sie waren somit am Durchbruch der Entwicklung der Todesdefinition beteiligt, da ihre Kriterien bedeuteten, der Hirntod wäre ausschließlich auf das innere des Schädels bezogen. Daraus entsteht wiederrum das Kriterium, dass bloß eine Areflexie des Hirnstammes vorausgesetzt wird und keine die den gesamten Körpers betrifft. Weibliche Hirntote können somit noch zu 14 Reizreaktionen fähig sein, männliche sogar noch zu 17 Reaktionen (vgl. Bergmann, 2004, Seite 280 ff.). Alle Reflexe, die an das Gehirn gekoppelt sind, sind also nicht mehr möglich, die die jedoch spinal gesteuert sind, funktionieren möglicherweise weiterhin (vgl. Oduncu, 1998, Seite 59).

Ein weiterer relevanter Zusatz auf die Bundesärztekammer bezogen ist, dass alle die an der Hirntoddiagnostik beteiligt sind, nicht an der eventuell späteren Gewebe- und/ oder Organentnahme beteiligt sein dürfen, um deren Entscheidung nicht nachteilig für den Patienten und somit vorteilig für sich selbst zu treffen (vgl. Bekanntmachung der Bundesärztekammer, 2015, Seite 3). Was eigentlich als guter Vorsatz dient wird jedoch dadurch zu Nichte gemacht, dass mittlerweile jedes Krankenhaus mit Intensivstation, also jedes Krankenhaus in dem Explantationen vorgenommen werden können, einen Transplantationsbeauftragten hat, der dann trotzdem im gesamten Prozess beteiligt ist. Nachdem die Spezialisten also unabhängig voneinander ihre Untersuchung durchgeführt haben, müssen sie ihre Feststellungen ebenfalls unabhängig voneinander dokumentieren. Indem sie dies tun, besiegeln sie mit ihrer Unterschrift auch automatisch den offiziellen Todeseintritt des Patienten (vgl. Oduncu, 1998, Seite 59).

Natürlich sind Ärzte mittlerweile schon seit einiger Zeit für die Diagnostizierung des Todes beauftragt, doch dies ist hier nicht der Fall. Vielmehr entscheiden die Ärzte nun ganz konkret darüber, ob der Patient tot ist oder nicht, unabhängig davon was dieser eventuell möchte oder was gegebenenfalls seine Angehörigen möchten. Dabei geht diese Entscheidung gegen einen Großteil dessen, was gesellschaftlich als tot verstanden wird, da der Patient schließlich noch wie vor seinem Tod aussieht und so behandelt wird. Für viele Angehörige wirkt es daher so, als würden die Ärzte sie mit einer willkürlich erscheinenden Entscheidung konfrontieren, indem sie den doch äußerlich eindeutig Lebenden ganz konkret in einen Toten verwandeln.

4. Die Transplantationsmedizin

Mögliche Motive weshalb die Hirntoddiagnostik nur als Mittel zum Zweck dient und möglicherweise nicht so zuverlässig ist, wie sie dargestellt wird, finden sich mitunter in der Transplantationsmedizin. Auch diese könnte man als Produkt einer Medikalisierung des Todes betrachten, so ist sie letztlich nichts anderes als ein Versuch die menschliche Sterblichkeit zu überwinden, sich also über den Tod zu stellen (vgl. Bergmann, 2004, 312). Ärzte, die sowieso schon einen gesellschaftlichen Status als „Götter in Weiß" besitzen, werden nun also ganz konkret als Schöpfer „neuen" Lebens betrachtet, ihre göttliche Macht wird damit also untermauert.

4.1 Hintergründe der Organtransplantation

Die Transplantationsdebatte und somit auch die Debatte um einen erweiterten Todesbegriff kamen erstmals im Jahre 1953 durch John Gibbon Jr. ins Gespräch, da dieser am 06. Mai des Jahres die erste erfolgreiche Operation am offenen Herzen durch die Anwendung einer Herz-Lungen-Maschine durchführte (vgl. Krane/ Bauernschmitt/ Lange, 2008, Seite 1069). Denn genau durch diese neue Intensivmethode, die die Herz-Kreislauffunktionen übernehmen kann, wenn der Körper dies beispielsweise während einer Operation oder dem Ausfall der Spontanatmung nicht leisten kann, wurde der Weg zur Organtransplantation erstmals eröffnet.

Circa vierzehn Jahre später am 03. Dezember 1967 wurde dann bereits die erste Transplantation eines Herzens durchgeführt. Diese erfolgte in Kapstadt, durch den Chirurgen Christian Barnard und dessen Patient Louis Washkansky. Washkansky, dessen Operation zwar vorerst als erfolgreich eingestuft wurde, verstarb bereits nach achtzehn Tagen an einer Lungenentzündung, aufgrund seines geschwächten Immunsystems durch das fremde Organ (vgl. Bergmann, 2004, Seite 282). Nachdem Barnard im Jahre 1968 eine zweite Herztransplantation durchführte, kam nun besonders die Diskussion auf woher man die benötigten Ersatzorgane hernehmen solle, da dafür schließlich zuerst ein anderer Mensch sterben müsse, worauf wir später in der Kritik noch einmal näher eingehen werden (vgl. ebd. Seite 278).

Auch in Deutschland versuchte man sich bald an der Transplantation eines Herzens, so fand am 13. Februar 1969 in München die erste Operation unter der Leitung von Rudolf Zenker statt. Da das Herz der hirntoten Spenderin jedoch bereits vor der Transplantation bei ihrem Unfall verletzt wurde, verstarb der Empfänger bereits nach 27 Stunden an dem leistungsschwachen Herz (vgl. Spiegel Online, 2019).

Einer der Gründe weshalb es ab 1967 eine Art Transplantationsboom gab, war die bereits erwähnte neue Todesdefinition von Tönnis und Frowein, da diese einen neuen Organmarkt öffneten, so sind die Überlebenschancen der zu transplantierenden Organe eines Hirntoten, also eines noch lebendigen Körpers wesentlich höher, als die eines Herztoten, dessen Körper und somit auch dessen Organe schnell ihrem biologischen Verfall erliegen (vgl. Bergmann, 2004, Seite 282). Daher liegt es vermutlich auch im Interesse der Ärzte und besonders der Transplantationsbeauftragten der Klinik einen Patienten als hirntot zu definieren und falls dieser keinen Organspendeausweis oder Widerspruchsausweis besitzt, dessen Angehörige von einer Explantation zu überzeugen. Hierbei könnte man den Ärzten also wieder ein hohes Eigeninteresse unterstellen und dass die Diagnostik vielleicht doch willkürlicher ist oder diese unzureichend durchgeführt wird.

Rechtlich betrachtet wurden daher auch erst im Jahre 1997 Schritte zu einer geregelten Transplantation unternommen, als das deutsche Parlament das Gesetz über die „Spende, Entnahme und Übertragung von Organen" (zit. Bergmann, 2004, Seite 283) veranlasste. Dieses Gesetzt regelt in acht Abschnitten die Organ- und Gewebeentnahme bei toten und lebenden Spendern, den Ablauf einer Organvermittlung und deren Explantation sowie Transplantation, das Transplantationsregister, die Rechte der Spender und wie diese dadurch geschützt sind, sowie konkrete Verbotsvorschriften (vgl. Bundesministerium der Justiz und für Verbraucherschutz, 1997, Seite 1).

4.2 Verfahren bei einer Organexplantation

Beim Verfahren einer Organexplantation soll sich hierbei auf den Vorgang mit einem erwachsenen hirntoten Patienten bezogen werden.

Wider ärztlicher Aussagen eine Organtransplantation sei eine normale, alltägliche Prozedur im Krankenhaus, finden diese im Regelfall erst nachts statt und sind so für andere Patienten aber auch Mitarbeiter des Krankenhaus nicht wahrnehmbar. Nach der Hirntoddiagnose wird der Patient, der ja eigentlich doch kein Patient ist, da er weder dessen Rechte besitzt noch behandelt wird, um seinen Gesundheitszustand zu bessern, wird dieser möglichst schnell für seine Explantation vorbereitet. Weiterhin intensivmedizinisch beatmet wird der Spender desinfiziert, sein Gesicht wird abgedeckt, Arme sowie Beine werden, wenn nötig am Operationstisch befestigt, um mögliche störende Bewegungen zu unterbinden (vgl. KAO, 2018, Seite 52) und er wird gegebenenfalls medikamentös vorbereitet. Eine medikamentöse Weiterbehandlung während der Entnahme ist dabei aber keinesfalls rechtlich vorgeschrieben, sondern vielmehr eine Ermessenssache des jeweiligen Anästhesisten, so kann dieser dem Patienten   Muskelrelaxantien geben, um mögliche Bewegungen durch Reflexe zu unterdrücken oder auch Opioide zur Schmerzunterdrückung und darauf basierenden Reaktionen geben. Hält der zuständige Anästhesist dies für überflüssig, wird darauf verzichtet und es wird ausschließlich medikamentös behandelt, wenn dies für die Weiterführung der Operation nötig ist[6] (vgl. Bergmann, 2004, Seite 294).

Nach der Vorbereitungsphase beginnt schließlich die eigentliche Explantation mit dem ersten Hautschnitt vom Brustbein bis zum Schambein. Dieser kann   erneute Reaktionen seitens des Patienten auslösen, so können dessen Blutdruck sowie Puls ansteigen, sein Gesicht sowie andere Stellen des Körpers starke Rötungen aufzeigen und er beginnt eventuell zu schwitzen (vgl. ebd. Seite 284). Bei einem Lebenden wären diese Symptome eindeutig als Schmerz- oder Angstreaktionen zu deuten, beim hirntoten sind sie lediglich ein Störfaktor. Ist der Brustkorb des Patienten erstmal offengelegt, müssen seine Organe möglichst schnell konserviert, also sozusagen länger haltbar gemacht werden, bevor diese entnommen werden können. Dies erfolgt durch eine circa vier Grad kalte Perfusionslösung, mit der die Organe gespült werden und mögliche Blutreste abgeschwemmt werden, die wieder deutliche Reaktionen des Patienten hervorrufen kann. Erst nach diesem Vorgang können die Organe von verschiedenen Chirurgen entnommen werden, die sich ihr benötigtes Organ abholen und wieder möglichst schnell gehen, damit der nächste Chirurg das Gleiche tun kann. Dies könnte man als eine Art „Markt der Mediziner" betrachten, auf dem Spenderorgane nichts als eine Ware sind und der Spender nur als Produkt und nicht mehr als Mensch betrachtet wird.

Wurden alle brauchbaren Teile herausgenommen, kommt es schließlich zur letzten Entscheidung im Operationssaal – wird das Herz als letztes entnehmbare Organ benötigt oder nicht? Ist das Herz verwertbar, wird es ebenfalls entnommen, was mit dem unmittelbaren Herztod des Patienten einhergeht. Wird das Herz jedoch nicht benötigt,

---

[6] So kann es vorkommen, dass es während der Operation zu einem frühzeitigen Herzstillstand kommt, der dann durch Reanimation und Medikamentengabe behoben werden soll. Erneut wird ein deutlicher Widerspruch sichtbar, so wird der Hirntote zum Herztoten, um ihn möglichst wiederzubeleben und erneut zu einem Hirntoten zu verwandeln (vgl. KAO, 2018, Seite 50).

muss dessen Tod medizinisch verursacht werden, da der Patient so natürlich nicht „weiterleben kann" und nur dann als einheitlich tot zählt. Es wird also durch chirurgische Hand durch einen Schnitt mit einem Skalpell in die Aorta ausbluten gelassen, bis es letztlich aufhört zu schlagen (vgl. Bergmann, 2004, Seite 290 ff.).

In Bezug auf einen Lebenden wäre diese Ausblutung ohne Frage als Mord anzusehen, während die Organentnahme allgemein als Leichenschändung zu betrachten wäre. Da beides jedoch nicht getan wird, lässt sich feststellen, dass der Patient selbst von den Ärzten zwar nicht mehr lebendig betrachtet wird, jedoch auch nicht als tatsächlich tot, wodurch diese sich einfach von einem Tötungsbewusstsein aber auch der Störung der Totenruhe distanzieren können (vgl. Bergmann, 2004, 289). So wird deutlich, wie widersprüchlich das Prinzip der Hirntoddefinition und der darauffolgenden Transplantation ist.

5. Kritik an der Hirntoddiagnostik

Die vermutlich meist gestellte Frage ist die, inwiefern ein hirntoter Patient nach der Diagnose als solcher tatsächlich tot ist und wie zuverlässig dieses diagnostische Verfahren überhaupt ist.

Als erstes könnte man den Ärzten wie bereits auf Seite 9 genannt ein hohes Eigeninteresse an einer Hirntodfeststellung unterstellen. Zwar dürfen diese nicht an möglichen Transplantationsverfahren teilnehmen, fühlen sich jedoch möglicherweise durch Transplantationsbeauftragte oder Richtlinien dazu gedrängt, da jeder mögliche Spender bereits vor der tatsächlichen Hirntodbescheinigung typisiert werden muss und bei der „Deutschen Stiftung Organtransplantation" gemeldet werden muss. Falls sich die Spezialisten des Krankenhauses nicht in der Lage sehen den Hirntot festzustellen, kann es daher auch vorkommen, dass die DSO ein mobiles Hirntodteam entsendet, welches diese Aufgabe übernimmt (vgl. KAO, 2018, Seite 51).

Zudem wirkt die Hirntoddiagnostik für viele als willkürlicher Zusammenschluss von verschiedenen Symptomen, so ist zum einen fraglich weshalb es drei verschiedene Hirntodkonzepte mit unterschiedlichen Bedingungen gibt, wenn die Diagnose doch eigentlich zur „Feststellung eines bereits eingetretenen Sachverhalts" dienen soll und nicht als „prognostische Beurteilung" (zit. Oduncu, 1998, Seite 42 nach Oduncu, 1997, Seite 681). Zum anderen wäre das bei uns angewendete Konzept vom Ganzhirntod zu hinterfragen, so wird dieses schon seit geraumer Zeit von Ärzten und Chirurgen mit der Begründung, dass das fehlen verschiedener Hirnstammreflexe nicht über das

(Nicht-)Überleben des Patienten entscheiden könne, abgelehnt (vgl. Oduncu, 1998, Seite 59). Es lässt sich somit lediglich feststellen, dass hirngesteuerte Funktionen eingeschränkt sind oder nicht mehr funktionieren, jedoch nicht inwiefern der Patient als Individuum verstorben ist und ob und wenn ja zu welchen Wahrnehmungen er vielleicht noch in der Lage ist.

Daran anschließend ist zu hinterfragen, wie es sein kann, dass viele vermeintlich Tote noch zu Schmerzreaktionen fähig sein können und daher medikamentös behandelt werden können, jedoch nicht müssen. Ich empfinde es daher als äußerst kritisch, dass man einen hirntoten Patienten bewusst möglichen körperlichen Schmerzen aussetzt, nur um sich als Anästhesist oder Arzt nicht eingestehen zu müssen, dass dieser Mensch eben nicht vollkommen tot ist, sondern noch zu bestimmten Empfindungen fähig ist.

Zusammenfassend zieht sich besonders ein Kritikpunkt, nicht nur immer wieder durch diese Ausarbeitung, sondern auch durch jede andere Literatur bezüglich der Hirntoddiagnostik – ein „hirntoter" Patient ist eben kein Toter. Zwar ist er möglicherweise tatsächlich zu keinen Hirnfunktionen mehr fähig, doch solange sein Körper und dessen Empfindungen noch intakt sind, ist der „Hirntote" nun mal kein Toter, sondern „lediglich" ein Sterbender. Dies macht somit eigentlich jegliche Eingriffe in dessen Leben, insbesondere eine Organexplantation, ethisch gesehen mehr als nur verwerflich und nimmt ihm somit nicht nur seine Organe, sondern eben auch die Chance friedlich zu versterben.

6. Kritik an der einseitigen Öffentlichkeitsarbeit für Organspende

Neben der fragwürdigen Handhabung Diagnostik der Organspender wird zudem oft die negative Seite der Organempfänger verschwiegen und welche Konsequenzen das fremde Organ für diese hat, so beruht die häufigste Todesursache der Empfänger nach wie vor auf dem stark geschädigten Immunsystem, durch die benötigte Immun-suppression. Damit das neue Organ aber nicht direkt wieder abgestoßen wird, ist diese zwingend notwendig, weshalb der Betroffene lebenslang auf diese Medikamente angewiesen ist. Dadurch entsteht bei vielen Patienten eine Art Immundefekt, der oftmals tödliche Krankheiten wie beispielsweise *„schwere Nierenschädigungen, Stoffwechsel- und Krebserkrankungen"* (zit. Bergmann, 2004, Seite 303) als Nebenwirkung hat aber auch weniger tödliche Nebeneffekte wie parkinsonähnliche Beschwerden, Leberschädigungen oder Osteoporose vorweisen können.

Aber es können nicht nur rein körperliche Beschwerden auftreten, sondern auch eine Vielzahl an psychischen Krankheiten, weshalb vermutlich 50 – 70 Prozent der Empfänger von lebenswichtigen Organen unter einer Angststörung, Depressionen oder Identitätskonflikten leiden.

Depressionen beruhen in diesem Kontext oftmals auf dem schlechten Gewissen der Empfänger, da diese sich oftmals während ihrer Zeit auf der Warteliste den Tod eines möglichen Spenders wünschen und sich dann schuldig fühlen, als wären sie für den Tod eines anderen Menschen verantwortlich. Laut amerikanischen Studien soll hier oft das *„Phänomen der Überlebensschuld"* (zit. Bergmann, 2004, Seite 309) auftreten, welches üblicherweise eher bei Kriegsbetroffenen vorzufinden ist. Diese Gefühle gehen teilweise so weit, dass konkrete Suizidgedanken auftreten.

Identitäts- oder auch Persönlichkeitskonflikte beruhen hingegen konkret auf dem fremden Organ im eigenen Körper. Viele Betroffene sind unsicher, ob sie nur das Organ des Spenders in sich tragen oder ob sie dadurch vielleicht auch einen Teil dessen Wesen in sich tragen, also ob sie noch hundertprozentig sie selbst sind oder ob ein Teil ihres Wesens verschwinden musste, um Platz für den Spender im eigenen Körper zu machen, den sie sich nun teilen. Besonders wenn Empfänger ihr Organ von einer Person des anderen Geschlechts erhalten, können massive Identitätskonflikte entstehen, die sich in ähnlichen Wahnvorstellungen wie schizophrener Menschen bemerkbar machen (vgl. Bergmann, 2004, Seite 307 ff.).

7. Eigene Stellungnahme

Als jemand der selbst bereits seit mehreren Jahren täglich einen Organspendeausweis bei sich trägt, wurde mir durch die intensive Auseinandersetzung mit verschiedenen Texten und Erfahrungsberichten deutlich, wie wenig ich doch tatsächlich über die Schattenseiten der Organspende wusste. Natürlich habe ich mich damals auch vom Gedanken ich könne damit vielleicht ein Leben retten beeinflussen lassen, ohne zu bedenken, dass dadurch auch immer ein Leben genommen werden muss und dieses Leben in diesem Fall meines sein kann.

Jetzt frage ich mich, ob ich als Spender tatsächlich bereits tot sein werde oder vielleicht eher wie vermutet „nur" im Sterben liegen werde, ob ich bei einer Explantation tatsächlich tot genug sein werde oder ob ich diese vielleicht doch noch wahrnehmen kann, ob ich noch Schmerzen verspüren werde und wenn ja, was dies für meinen Sterbeprozess bedeuten wird.

Während meiner Recherche war ich daher auch für kurze Zeit versucht, meinen Organspendeausweis schlicht und ergreifend zu zerreißen, das reine Gewissen zu haben, im Fall der Fälle diese schwere Entscheidung nicht selbst getroffen zu haben und jegliche Verantwortung von mir zu lösen. Nun, am Ende meiner Ausarbeitung angekommen, habe ich mich dagegen entschieden, ohne diesen Entschluss tatsächlich begründen zu können. Vielleicht habe ich mich bereits zu lange von der sehr einseitigen Öffentlichkeitsarbeit der Transplantationsmedizin beeinflussen lassen, was den Einfluss der neu kennengelernten anderen Perspektive einfach zu sehr mindert.

Doch was ich mit Sicherheit sagen kann ist, dass ich dennoch die Hoffnung habe, dass ich im Falle einer möglichen Spenderfunktion dem Empfänger meiner Organe eine zweite Chance auf ein Leben geben kann, welches dieser hoffentlich möglichst beschwerdefrei leben kann. Denn wäre einer meiner Angehörigen auf einer Warteliste und somit in dieser schwierigen Lage , würde ich mir auch eine zweite Chance wünschen.

Literaturverzeichnis:

1. Bekanntmachung der Bundesärztekammer (1997), Stellungnahme des Wissenschaftlichen Beirates der Bundesärztekammer, Kriterien des Hirntodes, Entscheidungshilfen zur Feststellung des Hirntodes, aktuelle Fassung: 2015. Deutsches Ärzteblatt Nr. 94, 1997

2. Bergmann, Anna (2004), Der entseelte Patient. Die moderne Medizin und der Tod. Berlin: Aufbau-Verlag, 2004

3. Birnbach, Dieter (2012), Das Hirntodkriterium in der Krise – welche Todesdefinition ist angemessen?, in: Welchen Tod stirbt der Mensch? (Hrsg.) Esser, Andrea M./ Kersting, Daniel/ Schäfer, Christoph G.W. (2012). Frankfurt/ New York: Campus Verlag

4. Bundesministerium für Justiz und Verbraucherschutz (1997), Gesetz über die Spende, Entnahme und Übertragung von Organen und Geweben (Transplantationsgesetz - TPG), aktuelle Fassung: 2019

5. Großes Lexikon der Bestattungs- und Friedhofskultur (2010), Wörterbuch zur Sepulkralkultur Band 3. Frankfurt am Main: Fachhochschulverlag

6. Kritische Aufklärung über Organtransplantation e.V. (2018), Organspende - die verschwiegene Seite: Angehörige berichten. Informationsheft der Initiative KAO, 2018

7. Lindemann, Gesa (2003), Beunruhigende Sicherheiten: zur Genese des Hirntodkonzepts. Konstanz: UVK-Verlag, 2003

8. Manzei, Alexandra (2012), Der Tod als Konvention. Die (neue) Kontroverse um Hirntod und Organspende, in: Handbuch Sterben und Menschenwürde (Hrsg.) V. Anderheiden, Michael/ Eckart Wolfgang (2012). De Gruyter Verlag

9. Oduncu, Fuat (1998), Hirntod und Organtransplantation: medizinische, juristische und ethische Fragen. Göttingen: Vandenhoeck & Ruprecht, 1998

10. Schneider, Wolfgang/ Strauß, Bernhard (2013), Zeitschrift, Psychotherapeut Ausgabe 3/2013. Springer-Verlag/ Springer-Medizin, 2013

11. Spiegel Online (2019), Erste Herztransplantation in Deutschland, das Herz schlug nur 27 Stunden. Link: https://www.spiegel.de/gesundheit/diagnose/erste-herztransplantation-in-deutschland-es-schlug-nur-27-stunden-a-1252076.html (zuletzt geöffnet am: 17.12.2019)

12. Thieme, Frank (2018), Sterben und Tod in Deutschland. Eine Einführung in die Thanatosoziologie. Wiesbaden: Springer VS, 2018

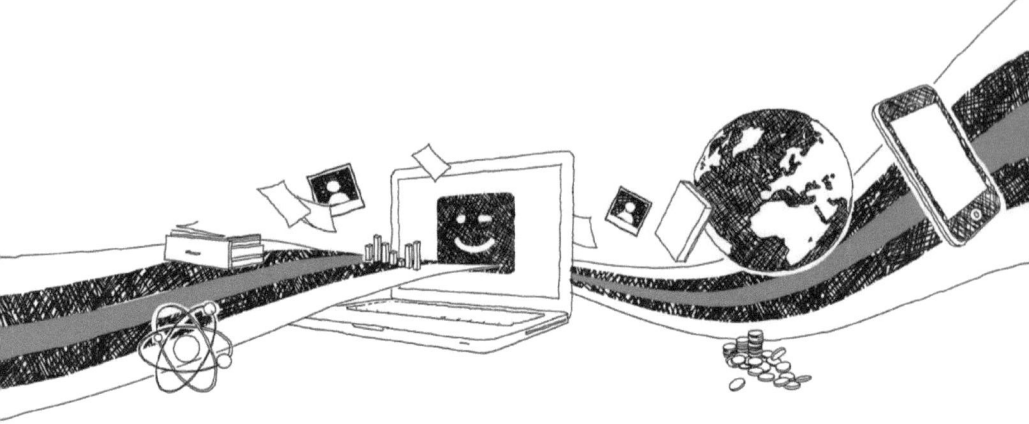
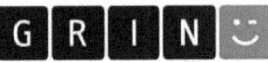